Hèla Ben Jmaà
Taieb Cherif
Mohamed Seddik

Cirurgia para doença valvular tripla

Hèla Ben Jmaà
Taieb Cherif
Mohamed Seddik

Cirurgia para doença valvular tripla

ScienciaScripts

Imprint

Cover image: www.ingimage.com

This book is a translation from the original published under ISBN 978-620-6-71967-0.

Publisher:
Sciencia Scripts
is a trademark of
Dodo Books Indian Ocean Ltd. and OmniScriptum S.R.L publishing group

120 High Road, East Finchley, London, N2 9ED, United Kingdom
Str. Armeneasca 28/1, office 1, Chisinau MD-2012, Republic of Moldova, Europe
Printed at: see last page
ISBN: 978-620-7-98650-7

CIRURGIA PARA DOENÇA VALVULAR TRIPLA

I- INTRODUÇÃO

A doença da válvula tripla refere-se à disfunção das três válvulas cardíacas: mitral, aórtica e tricúspide. Esta patologia é essencialmente de origem reumática [1].

Estas valvulopatias tornaram-se agora raras nos países ocidentais devido ao declínio da febre reumática (FR). No entanto, elas ainda são comuns no nosso país [2].

Estas doenças triplas caracterizam-se por uma grande variedade de apresentações clínicas e de resultados, uma vez que combinam diferentes graus de fuga e estenose em cada um dos orifícios valvulares [3].

O diagnóstico desta patologia assenta essencialmente na ecografia cardíaca com Doppler, que permite também avaliar o impacto na função cardíaca e nas pressões pulmonares. O tratamento desta patologia tem beneficiado muito com os avanços da cirurgia cardíaca nas últimas décadas. No entanto, apesar dos avanços nas técnicas cirúrgicas, proteção miocárdica e ressuscitação pós-operatória, esta cirurgia ainda está associada a uma alta taxa de mortalidade [3,4].

II- LEMBRETE ANATÓMICO

1- A válvula mitral [5] :

O sistema da válvula mitral é uma entidade anatómica complexa constituída por vários componentes que formam uma entidade funcional. Estes são o tecido valvular, o anel mitral, as cordas tendíneas e os músculos papilares ou pilares. As cordas e os pilares constituem o aparelho subvalvular, que está envolvido na função sistólica do VE. Existem duas válvulas: uma anterior ou grande válvula e uma posterior ou pequena válvula; e duas comissuras: uma comissura anterolateral e uma comissura posteromedial. A sua margem de fixação representa cerca de dois quintos da circunferência anular. Está dividida em três segmentos: A1: região comissural anterior, A2: região medial, A3: região comissural posterior. A válvula posterior tem uma forma quadrangular. A sua margem de fixação representa três quintos da circunferência anular. A sua altura é inferior à da válvula anterior, pelo que a superfície das duas válvulas é idêntica. Divide-se em três segmentos: P1: região comissural anterior, P2: região medial, P3: região comissural posterior.

As cordas tendinosas são classificadas :

- **Dependendo da altura de inserção :**

• Cordas marginais ou primárias inseridas nos bordos livres das válvulas. Evitam o prolapso da válvula.

• Cordas intermédias ou secundárias inseridas na face ventricular das válvulas.

• Cordas basais inseridas na base da fixação da válvula

- **Dependendo do local de implantação da válvula:**

• Cordões comissurais: existe um cordão comissural por comissura

• Cordas anteriores da válvula: duas cordas inseridas no lado ventricular da válvula

• Cordas posteriores da válvula

Os músculos papilares ou pilares: existem dois pilares no VE:

- O pilar anterolateral, constituído por uma cabeça muscular

- O pilar posteromedial é frequentemente composto por dois chefes musculares

O anel mitral: é a junção entre a aurícula esquerda e o ventrículo esquerdo. Insere-se no tecido da válvula mitral.

2- A válvula aórtica [6] :

A válvula aórtica é uma estrutura muito mais simples do que as válvulas atrioventriculares: fecha-se sob o efeito da pressão diastólica da aorta sem qualquer aparelho subvalvular. As zonas de tensão são as três comissuras da válvula e os bordos livres das três cúspides, que constituem as zonas de coaptação. Entre a zona de inserção inferior da parte média das cúspides e a zona de inserção superior das comissuras, desenvolvem-se os seios de Valsalva opostos a cada uma das cúspides, designados de acordo com a emergência de cada uma das duas coronárias: seio coronário direito, seio coronário esquerdo e seio não coronário.

Assim, é necessário ter em conta vários diâmetros na dinâmica do fluxo aórtico: diâmetro subaórtico (via de saída do ventrículo esquerdo), diâmetro do anel, diâmetro da aorta ao nível dos seios de Valsalva, diâmetro da junção sino-tubular e diâmetro da aorta ascendente a jusante.

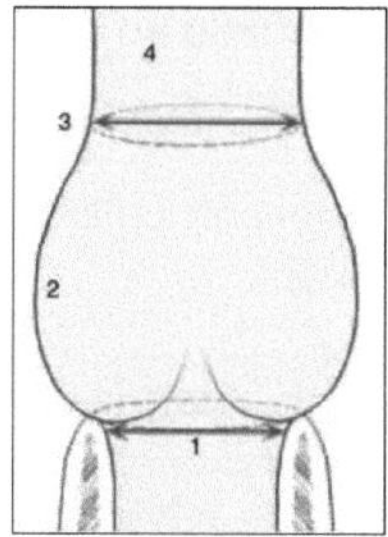

Figura 1: Diâmetros da via de ejeção aórtica [6].

1. Diâmetro subaórtico (21 mm); 2. Seio de Valsalva (33 mm);

3. Junção sinotubular (28 mm); 4. Aorta ascendente (29,5 mm).

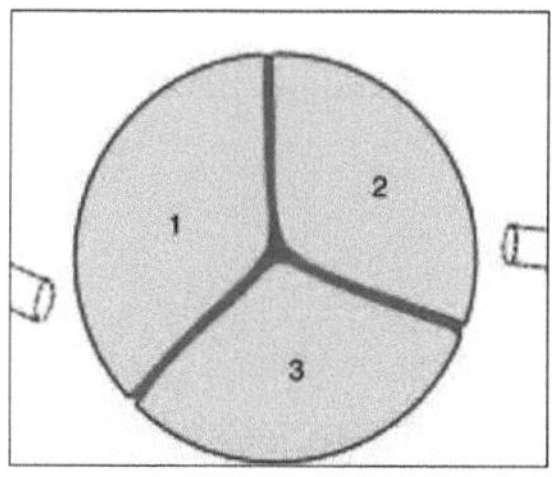

Figura 2: Vista superior da válvula aórtica [6].

1. Seio coronário esquerdo; 2. Seio coronário direito; 3. Seio não-coronário.

3- A válvula tricúspide [7] :

A válvula tricúspide é constituída por três folhetos: anterior, septal e posterior. A relação entre o anel tricúspide e as vias de condução atrioventricular é essencial para a cirurgia reconstrutiva ou substituição valvar. O nódulo atrioventricular e o feixe de His que o acompanha estão localizados na borda póstero-superior do septo membranoso. O triângulo de Koch é delimitado pelo tendão de Todaro e pelo anel tricúspide. O tendão de Todaro é uma estrutura linear que se estende entre o seio coronário e a comissura ântero-septal.

O nódulo atrioventricular está localizado no canto do triângulo de Koch, entre o tendão de Todaro e o anel tricúspide. Qualquer lesão traumática do tecido de condução leva a um bloqueio atrioventricular completo, imediato e definitivo, necessitando de um pacemaker. É, portanto, uma área a ser evitada, o que constitui uma das particularidades da cirurgia da valva tricúspide.

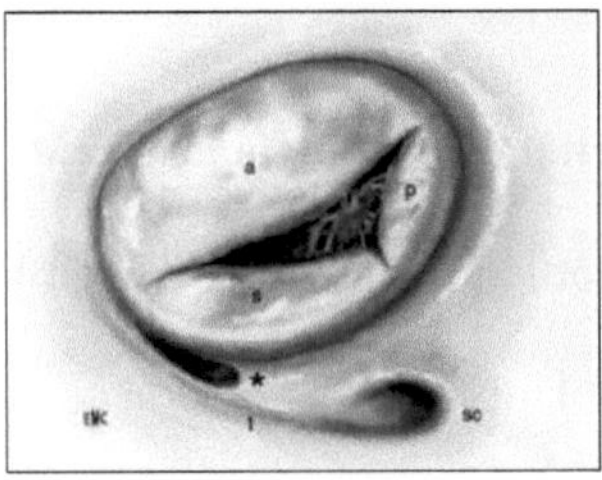

Figura 3: Anatomia da valva tricúspide [7].

a: folheto anterior; p: folheto posterior; s: folheto septal.

Localização das vias de condução: t: tendão de Todaro; *: nó sinusal. A ponta do triângulo de Koch situa-se entre o tendão de Todaro e a inserção do folheto septal. O nó sinusal está localizado no ápice e se estende até o feixe de His.

III-EPIDEMIOLOGIA

1- Impacto :

Face à persistência da cardiopatia reumática, ainda frequente no nosso país [2], a tripla valvulopatia continua a ser um importante problema de saúde com elevado risco de morte. elevada morbilidade e mortalidade. Esta associação patológica tem-se tornado rara nos países ocidentais [1].

2- Idade :

Na série Mullany [8], a idade média é de 54 anos. Na série Alsoufi [3], é de 58,2 anos, e de 62 anos na série Carrier [4]. A idade média foi de 40 anos na série de Akay [9], 42 anos na série de Han [10] e 34,7 anos na série de Eukouhen [11].Nos países em desenvolvimento, esta doença afecta principalmente os adultos jovens, ao contrário dos países desenvolvidos, onde ocorre numa população mais idosa. A predominância da patologia degenerativa nos países ocidentais e da patologia reumática nos países em desenvolvimento explica esta diferença significativa de idades.

Tabela 1: Idade média dos pacientes operados por doença valvar tripla, por série.

série	Idade média dos doentes (anos)
Alsoufi [3]	58,2
Portador [4]	62
Mullany (EUA) [8]	54
Akay [9]	41,8
Han [10]	42
Eukouhen (Marrocos-Casablanca) [11]	34,7

3- Género :

A distribuição dos doentes por sexo mostra uma clara predominância de mulheres nas séries de Carrier [4] e Han [10], onde a percentagem de mulheres é de 63% e 75%, respetivamente. Este facto é explicado pelo predomínio das doenças reumáticas nas mulheres.

IV- FISIOPATOLOGIA [12, 13]

Cada tipo de lesão valvular tem um efeito sobre as câmaras cardíacas, a circulação sistémica, a circulação pulmonar e outras estruturas valvulares. Estes efeitos podem interagir de diferentes formas. Por exemplo, os efeitos de um tipo de lesão valvular podem minimizar as consequências de outro ou, pelo contrário, agravá-las.

1- Estenose mitral :

A estenose mitral é um obstáculo ao fluxo sanguíneo atrioventricular esquerdo durante a diástole.

1.1. Consequências a jusante :

A pressão do ventrículo esquerdo era normal.

1.2. Consequências a montante :

A pressão média na aurícula esquerda está aumentada, dando origem a um gradiente diastólico médio trans-mitral, cujo valor depende do grau de estenose [14]. O aumento da pressão na aurícula esquerda vai afetar progressivamente todas as estruturas situadas a montante da válvula mitral: A aurícula esquerda dilata-se progressivamente. A sua parede vai-se alterando e adelgaçando, e o tecido fibroso vai substituindo as fibras musculares. O aumento da pressão transmite-se às veias, aos capilares pulmonares e depois às artérias pulmonares, dando origem à HAP pós-capilar, reversível com tratamento, e à HAP pré-capilar irreversível. O impacto no coração direito manifesta-se primeiro por hipertrofia do ventrículo direito, seguida de dilatação e insuficiência cardíaca com insuficiência tricúspide funcional.

2- Insuficiência mitral :

A insuficiência mitral é um refluxo anormal de sangue do ventrículo esquerdo para a aurícula esquerda durante a sístole. As consequências dependem do volume da regurgitação e do facto de a fuga ser aguda ou crónica.

2.1. Consequências a jusante :

A sobrecarga de volume leva inicialmente a um aumento da carga de trabalho do ventrículo esquerdo. Com o tempo, isto leva à dilatação e à insuficiência ventricular esquerda, resultando numa queda do fluxo sistémico.

2.2. Consequências a montante :

Quando a regurgitação se torna crónica, a aurícula esquerda dilata-se e torna-se mais complicada. A pressão auricular esquerda é normal ou ligeiramente elevada. A circulação pulmonar e o ventrículo direito são então afectados, com insuficiência tricúspide funcional.

3- Estenose aórtica :

A estenose aórtica cria um obstáculo sistólico à ejeção do ventrículo esquerdo para a aorta.

3.1. Consequências a jusante :

As condições circulatórias (débito cardíaco, pressão aórtica) permanecem inalteradas até uma fase avançada, o que implica um prolongamento do tempo de ejeção do ventrículo esquerdo, um aumento da velocidade de ejeção e um gradiente de pressão sistólica tanto maior quanto mais apertada for a estenose. No caso de uma estenose aórtica estreita, o débito cardíaco permanece normal em repouso durante muito tempo, aumentando depois insuficientemente com o esforço, o que explica os sintomas ao esforço (síncope, angina, dispneia).

3.2. Consequências a montante :

A montante, ocorre hipertrofia concêntrica do ventrículo esquerdo e, numa fase posterior, ocorre insuficiência ventricular esquerda, levando à dilatação do VE e à redução do débito cardíaco. A fase final é a insuficiência ventricular direita e a insuficiência tricúspide funcional.

3.3. Circulação coronária :

O fluxo coronário insuficiente durante o exercício e o aumento das necessidades de oxigénio devido à hipertrofia ventricular esquerda são factores que podem levar à angina de esforço.

4- Insuficiência aórtica :

A insuficiência aórtica é um refluxo diastólico de sangue da aorta para o ventrículo esquerdo. Na insuficiência aórtica crónica, o VE é submetido a um aumento simultâneo da pré-carga e da pós-carga. Adapta-se a essas novas condições de carga através de remodelamento progressivo envolvendo dilatação e hipertrofia [15]. Nesta fase de compensação, o VE é uma cavidade dilatada, hipertrofiada e complacente, capaz de fornecer um grande volume de ejeção sem repercussões a montante na circulação pulmonar. A sua complacência diminui e a sua fração de ejeção diminui [15].

5- Estreitamento da tricúspide [12] :

A estenose tricúspide obstrui o fluxo de sangue da aurícula direita para o ventrículo direito durante a diástole, resultando num gradiente de pressão diastólica entre a aurícula direita e o ventrículo direito. Este gradiente não excede o gradiente da estenose mitral, que geralmente coexiste com a estenose tricúspide. A estenose mitral leva a uma diminuição da frequência cardíaca direita, o que tende a reduzir o gradiente tricúspide. Esta diminuição é acentuada no caso de estenose dupla apertada, podendo mascarar os sinais hemodinâmicos da obstrução tricúspide. O aumento da pressão auricular direita é transmitido a montante, explicando a turgidez das veias jugulares. O estreitamento da tricúspide também desempenha um papel relativamente protetor contra eventos pulmonares paroxísticos na estenose mitral.

6- Insuficiência tricúspide [13] :

A insuficiência tricúspide é caracterizada por regurgitação ventrículo-atrial direita sistólica. A insuficiência tricúspide funcional secundária à dilatação do anel é contrastada com a insuficiência orgânica devido a danos nos folhetos, cordas ou pilares. A insuficiência tricúspide aumenta a pré-carga do ventrículo direito. Contribui assim para a dilatação ventricular. A pressão na aurícula direita aumenta devido ao aumento da pressão de enchimento ventricular e, sobretudo, à regurgitação sistólica. A aurícula direita dilata-se e a hiperpressão auricular é transmitida a montante para a circulação venosa sistémica.

7- Polivalvulopatias [13] :

A estenose a montante protege a câmara cardíaca ou as câmaras entre os dois ataques do impacto da valvulopatia a jusante. Quando a estenose mitral grave é combinada com insuficiência aórtica grave, a estenose mitral reduzirá o enchimento ventricular, diminuindo o impacto da insuficiência aórtica no volume do ventrículo esquerdo, que ficará ligeiramente dilatado [16]. Inversamente, a estenose a jusante irá agravar as consequências da regurgitação orgânica a montante. Por exemplo, a estenose aórtica grave vai agravar o grau de insuficiência mitral [17]. A presença de duas estenoses sucessivas a jusante e a montante do ventrículo esquerdo protege este último do impacto da estenose aórtica, ou pelo menos reduz a sua expressão clínica e consequências hemodinâmicas [18]. Pelo contrário, a combinação de insuficiência aórtica e insuficiência mitral vai impor uma sobrecarga volumétrica ao ventrículo esquerdo, quer pela regurgitação aórtica, quer pelo aumento do fluxo atrioventricular esquerdo, resultando numa dilatação significativa do ventrículo esquerdo [18].

V- ETIOLOGIAS

1- Febre reumática :

As lesões triplas valvares são, na maioria das vezes, de origem reumática. Na maioria das vezes, correspondem a uma combinação de valvopatia mitro-aórtica e insuficiência tricúspide funcional e, mais raramente, a lesão orgânica tripla [19].

1.1. Patogénese [20] :

A doença reumática é causada pelo estreptococo beta-hemolítico do grupo A. Surge como uma complicação tardia e não supurativa da infeção estreptocócica. Atualmente, considera-se que é o resultado de um conflito imunitário no estado celular.

1.2. Frequência [19] :

A prevalência da cardite reumática nos países em desenvolvimento é elevada.

Paradoxalmente, nos países desenvolvidos, a SARS tornou-se rara desde a década de 1970. A partir de 1987, registou-se um ressurgimento de alguns surtos esporádicos, relacionado com o fenómeno da migração.

1.3. Anatomia patológica [19] :

- Lesões da válvula mitral :

O envolvimento da válvula mitral envolve o aparelho valvular e subvalvular:

- Lesões dos folhetos das válvulas: as válvulas são alteradas em diferentes graus: espessadas e depois escleróticas, por vezes calcificadas. A mobilidade e a flexibilidade das válvulas, sobretudo da válvula posterior, desaparecem, dando origem a formas avançadas de funil rígido. As calcificações são inconstantes. Podem envolver o bordo livre ou o corpo das válvulas.

- Lesões das comissuras: A lesão caraterística é a sínfise mais ou menos completa das comissuras. As válvulas estão assim fundidas e o orifício mitral é frequentemente ovalado e tem uma área de superfície reduzida.

- Danos no aparelho subvalvular: as cordas estão espessadas, fundidas e encurtadas. Estas alterações podem conduzir a um estreitamento mitral isolado, a uma doença mitral ou, mais raramente, a uma insuficiência mitral isolada.

- Lesões da válvula aórtica :

As lesões caracterizam-se pela fusão de uma, duas ou três comissuras numa área variável e pelo espessamento e retração do sigmoide. O orifício aórtico tem, portanto, uma forma arredondada ou triangular, formando uma estenose mais ou menos grave, geralmente associada a regurgitação. As calcificações afectam as comissuras e a sigmoide. A restrição do movimento da sigmoide aórtica resultante destas alterações leva ao estreitamento, insuficiência ou doença da aorta.

- Lesões da válvula tricúspide :

O acometimento tricúspide pode ser orgânico, de origem reumática, ou funcional, caso haja repercussão na função ventricular direita:

- Doença orgânica da tricúspide: as lesões responsáveis são a fusão comissural com espessamento e retração dos folhetos da válvula e do aparelho subvalvular, resultando numa redução mais ou menos significativa da mobilidade da válvula. Esta lesão orgânica conduz, na maioria das vezes, a uma doença tricúspide, mais raramente a uma estenose ou a uma insuficiência tricúspide isolada.

- Distúrbio funcional da tricúspide: por dilatação e deformação do anel sem qualquer dano orgânico macroscópico real.

1. 4 Prevenção :

A prevenção da AAR é a única forma de reduzir a morbilidade e a mortalidade da doença valvular reumática. A prevenção baseia-se em :

- Tratamento precoce da angina
- Integrar a luta contra a RAA no programa de cuidados de saúde primários a nível individual e comunitário

A profilaxia da RAA pode ser efectuada a vários níveis:

- Prevenção primária mesmo antes do aparecimento da RAA
- Prevenção secundária da RAA para evitar recaídas e progressão para doença cardíaca reumática.

2- Doenças distróficas e degenerativas :

A doença distrófica é uma fonte de distensão. Podem ser secundárias à distrofia das fibras elásticas valvulares responsáveis por uma dupla fuga mitro-aórtica, nomeadamente na doença de Marfan [21].

As lesões degenerativas levam a uma calcificação progressiva do aparelho valvular que, em doentes idosos, é responsável por um estreitamento aórtico calcificado (por vezes associado a lesão coronária) e por uma fuga mitral orgânica. Estas lesões estão associadas a insuficiência tricúspide funcional.

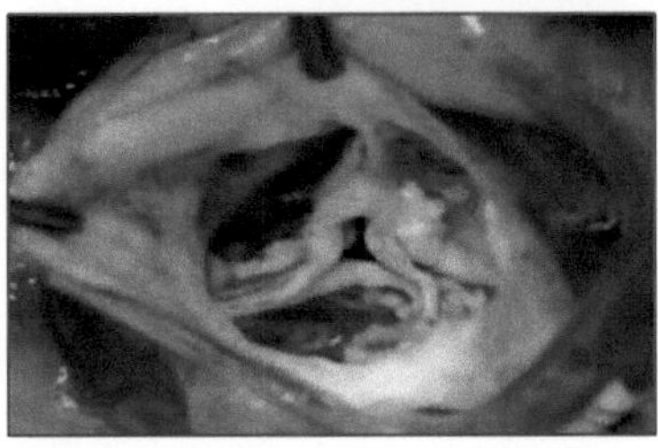

Figura 4: Aspeto macroscópico de uma válvula aórtica degenerativa calcificada [6].

3- Endocardite infecciosa [19] :

A doença endocárdica tripla é excecional. As lesões valvulares assumem a forma de vegetações de tamanho variável. Na sigmoide aórtica, localizam-se no lado ventricular, enquanto que nos folhetos mitrais, localizam-se no lado auricular. A ecografia transesofágica é necessária para as reconhecer. Estas vegetações estão associadas a lesões destrutivas como a perfuração e a rotura das válvulas aórtica ou mitral, bem como a lesões para-valvulares como os abcessos. Na série de Alsoufi [3], a etiologia da valvulopatia foi a RA em 10% dos casos.

VI- ESTUDO CLÍNICO

A expressão clínica das polivalvulopatias é altamente polimórfica e depende de muitos factores. Os principais factores são a localização de cada lesão, o seu tipo (fístula, estenose ou uma combinação dos dois), o seu grau e se é orgânica ou funcional [19]. A coexistência das três condições pode levar à minimização da expressão clínica de uma delas ou à alteração do curso natural da doença.

1- Dispneia [19] :

A sintomatologia funcional predominante na maioria dos doentes é a dispneia numa fase avançada.

O quadro XIII apresenta os resultados de algumas séries publicadas.

Tabela 2: Estadio funcional dos doentes de acordo com os estudos.

série	Ano	Fase II	Fase III	Fase IV
Yilmaz [20]	2004	23,5%	64,7%	11,8%
Alsoufi [3]	2006	6%	48%	46%
Han [10]	2007	15%	56%	29%
Berriane [21]	2009	7,8%	70,5%	21,7%

Na maioria dos casos, a valvulopatia encontra-se numa fase avançada da doença, o que pode ser explicado por um atraso no tratamento. Este atraso está frequentemente ligado à recusa de uma intervenção cirúrgica ou à falta de recursos.

2- Angina :

Acar [22] relatou 27,3% de casos de angina em sua série.

3- Palpitações :

Esta sintomatologia não foi marcada em várias séries. Estas palpitações estão mais frequentemente associadas a perturbações do ritmo supraventricular, frequentemente observadas nos casos de estenose mitral. Este foi o caso da nossa série onde a patologia mitral foi predominante devido à IRA.

4. Sinais de insuficiência cardíaca direita :

Além da dispnéia, os sinais de insuficiência cardíaca direita refletem a progressão da doença. Este fato foi observado na maioria das séries revisadas, em especial na de Berriane [21], onde 49% dos pacientes apresentavam sinais de insuficiência cardíaca. Na série de Han [10], a taxa de insuficiência cardíaca direita foi de 38%.

VII- TESTES ADICIONAIS

1- Radiografia do tórax :

Radiologicamente, a cardiomegalia foi identificada em todos os pacientes da série de Goutandji [23].

2- Eletrocardiograma :

A fibrilhação auricular é uma das principais complicações da doença valvular. Este facto é explicado pelo impacto da lesão valvular na aurícula esquerda, que se encontra habitualmente dilatada ou mesmo ectásica, o que se explica pela importância da patologia mitral (origem reumática), comparativamente com os países ocidentais onde predomina a doença valvular aórtica (origem degenerativa).O Quadro III mostra a frequência de AC/FA em algumas séries publicadas.

Tabela III: Frequência de AC/FA por série.

série	Ano	Frequência de CA/FA
Berriane [21]	2009	69%
Han [10]	2007	47%
Akay [9]	2006	40,8%
Yilmaz [20]	2004	26%

3- Ecocardiografia trans-torácica :

No âmbito da avaliação das lesões da doença, o ETT é o exame de referência. É utilizado para confirmar o diagnóstico, determinar a gravidade da lesão valvular e o seu impacto na função ventricular esquerda e na circulação pulmonar.

3.1. Diagnóstico positivo :

Os resultados variam de acordo com a série: Han [10] encontrou uma maioria de estreitamento mitral e Garg [24] encontrou uma maioria de insuficiência mitral. Na série de Alsoufi [3], os pacientes foram divididos igualmente entre estreitamento, insuficiência e doença mitral. Em relação à valva aórtica, a freqüência de doença aórtica foi de 48,5%, e a de vazamento aórtico isolado foi de 34,2%, nas séries de Garg [24] e Alsoufi [3].

Em relação à patologia da valva tricúspide, observou-se predomínio da insuficiência tricúspide em todas as séries estudadas [3,24].

Numa fase avançada da doença, a valvulopatia tripla é suscetível de ter um impacto nas câmaras cardíacas, particularmente no VE, na fração de ejeção e na circulação pulmonar, reflectindo o mau prognóstico da doença:

3.2. Impacto na função cardíaca :

- **Diâmetro diastólico final do VE :**

Na série de Yilamz [20], o VE estava dilatado em 54,2% dos casos, com DTD médio de 56,2 mm.

- **Fração de ejeção do VE :**

Através de mecanismos fisiopatológicos complexos, o VE dilata-se e a sua fração de ejeção diminui progressivamente. Isto foi constatado na série de Han, onde 66% dos pacientes apresentavam função sistólica reduzida com FEVE < 50% [10].

3.3. Impacto na circulação pulmonar :

A lesão da válvula do lado esquerdo tem um impacto na circulação pulmonar.

4- Angiografia coronária :

As indicações para este exame foram as mesmas em todos os artigos, duas das quais são importantes:

✓ Idade > 40 anos.

✓ Disfunção do VE.

VIII- TRATAMENTO

1- Avaliação pré-operatória :

Na série de Han [10], 16% dos pacientes eram hipertensos e 11% tinham diabetes.

2- Abordagem :

A abordagem clássica atualmente utilizada pela maioria dos cirurgiões é a esternotomia mediana. Ela permite a instalação rápida e fácil da CEC e o acesso a todas as cavidades cardíacas. Esta abordagem foi demonstrada em todas as séries.

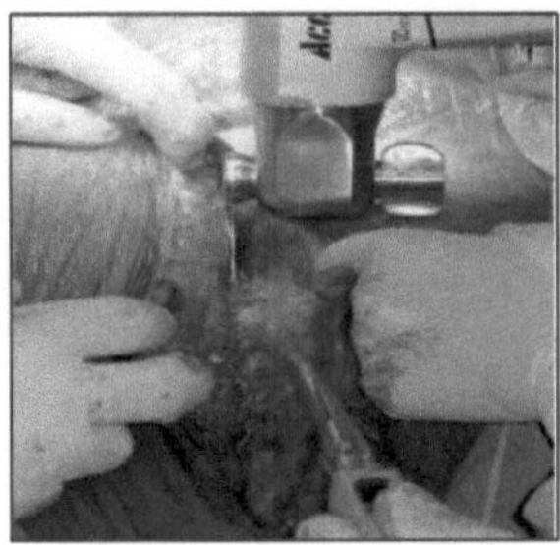

Figura 5: Esternotomia mediana vertical [25].

3- Circulação extracorporal :

A normotermia era a regra na nossa prática diária. De facto, vários autores têm defendido as vantagens desta técnica em relação à hipotermia, com menor reação inflamatória e melhor controlo da hemostase. Isto resulta em menos complicações pós-operatórias [26]. No entanto, segundo Vazquez-Jimenez et al [27], a hipotermia moderada durante a cirurgia cardíaca pode reduzir significativamente o dano celular miocárdico e a morte celular miocárdica.

Tabela IV: Tempo médio de cirurgia de bypass e pinçamento aórtico de acordo com as séries.

série	Ano	Duração do CEC (min)	Tempo de pinçamento aórtico (min)
Berriane [21]	2009	174	136
Han [10]	2007	147	115
Alsoufi [3]	2006	158	123
Portador [4]	2002	184	143

4- Abordagens de válvulas :

4.1. Válvula aórtica [6] :

A aortotomia é realizada em forma de "taco de hóquei", com uma abertura transversal na face anterior cerca de 15 mm a jusante da origem da artéria coronária direita. À esquerda, a incisão continua para cima em direção à artéria pulmonar, e à direita, a incisão desce obliquamente em direção ao meio do seio não coronário, parando a 10 mm do anel.

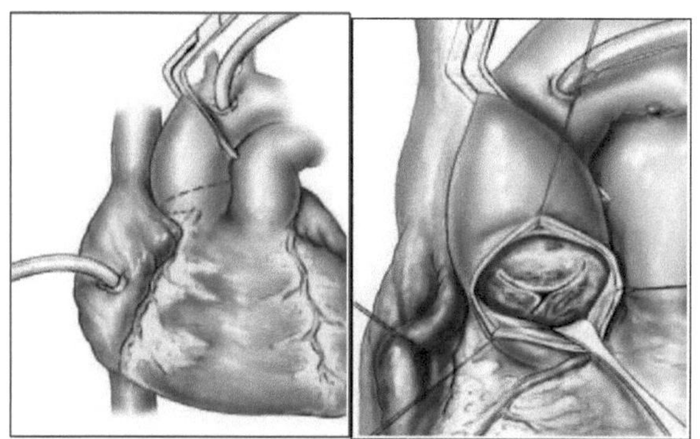

Figura 6: Aortotomia em taco de hóquei [6].

4.2. Válvula mitral [5] :

A auriculotomia esquerda é a abordagem da válvula mitral paralela ao sulco atrial ou sulco de Sondergaardt. A abordagem cirúrgica é uma incisão longa paralela ao sulco atrial e 2 cm atrás dele.

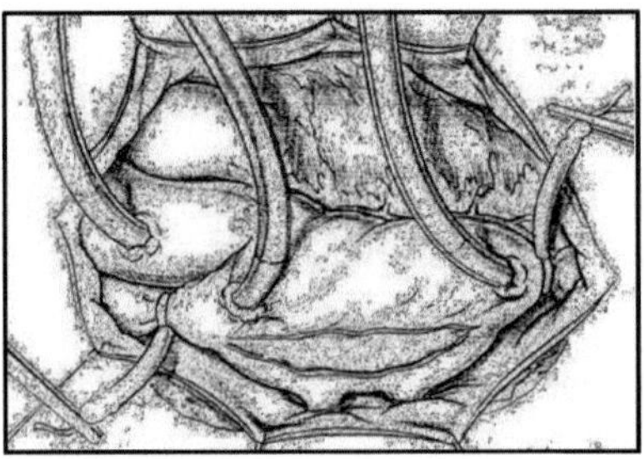

Figura 7: Abordagem do átrio esquerdo através de uma incisão paralela ao sulco de Sondergaardt [5].

4.3. Válvula tricúspide :

A incisão no átrio é feita na frente das cânulas, paralelamente ao sulco atrioventricular, o que facilita a análise, pois a valva tricúspide é superficial.

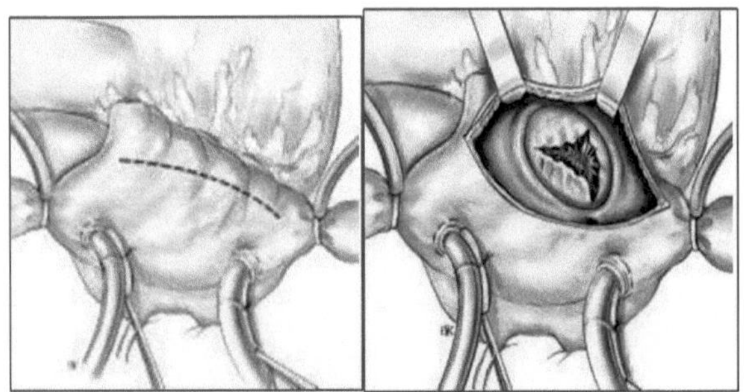

Figura 8: Auriculotomia direita [7].

5- Procedimentos das válvulas :

5.1. Válvula aórtica :

Durante a substituição da válvula aórtica, a exposição da válvula é assegurada pela colocação de um retractor sobre o lábio inferior da aortotomia. A primeira fase da operação é uma análise da lesão valvular do arco aórtico e dos orifícios. artérias coronárias. A segunda fase consiste na ressecção da válvula. Este é um procedimento importante e delicado que deve ser realizado com muito cuidado e atenção para evitar a disseminação de resíduos calcários friáveis na aorta, ventrículo esquerdo e artérias coronárias [6]. O terceiro passo é a escolha da prótese. Para avaliar a escolha do diâmetro, os três pontos comissurais são inseridos com pontos em "U", com abertura. A última etapa consiste na colocação da prótese e sua fixação com pontos simples ou em "U". Antes de fechar a aortotomia, é sempre necessário verificar se não há deiscência periprotésica, se a prótese está corretamente inserida no anel e se os orifícios coronários estão livres. A troca valvar aórtica foi a regra em todas as séries, exceto na de Alsoufi [3], onde 8% dos pacientes foram submetidos à plastia valvar aórtica. As indicações para cirurgia plástica ainda não se mostraram eficazes a longo prazo, principalmente nas doenças reumáticas e na valvopatia aórtica adquirida em adultos [19].

5.2. Válvula mitral :

- Substituição da válvula mitral: Após a colocação do retractor para exposição, a válvula anterior é fixada no meio junto ao bordo livre por um fio de tração, o que permite a utilização da tesoura ou do bisturi em toda a circunferência até à remoção completa do tecido valvular. A válvula posterior é quase sempre preservada.

Isto reduz significativamente o risco de rutura da parede livre do ventrículo esquerdo. O tamanho da válvula é selecionado através de um dispositivo de medição especial. De seguida, a orientação da válvula é importante. A posição anti-anatómica proporciona o melhor desempenho hemodinâmico no pós-operatório.

Por fim, a válvula é fixada com pontos separados, simples ou em U.

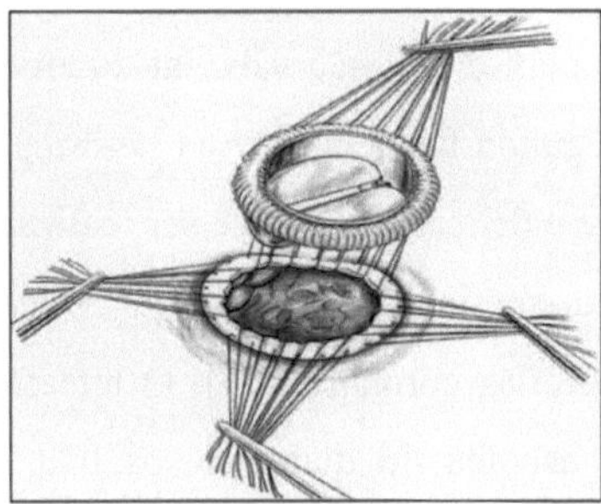

Figura 9: Visão esquemática da substituição da valva mitral por prótese mecânica [5].

- Cirurgia conservadora da válvula mitral: Apesar dos avanços da cirurgia e da melhoria das técnicas cirúrgicas que permitem uma maior conservação do aparelho subvalvular mitral, a valvoplastia mitral continua a ser a única técnica que respeita verdadeiramente o aparelho subvalvular, mas nem sempre é exequível [28].

As indicações para plastia mitral são limitadas no caso de valvulopatia reumática devido às alterações e calcificações dos folhetos e cordas [29].

No caso da endocardite infecciosa, a extensão dos abcessos valvulares determina a possibilidade de reparação [30].

5.3. Válvula tricúspide :

Outra questão importante a considerar quando se avalia um doente com doença valvular tripla é a abordagem tricúspide:

- ❖ Deve ser substituído ou mantido?

❖ Que tipo de anuloplastia daria os melhores resultados a longo prazo?

❖ Entre a bioprótese e a prótese mecânica, qual é a que dá melhores resultados?

- **Anuloplastia com um anel protésico:** O objetivo é restaurar o anel tricúspide ao seu tamanho e forma normais. Os pontos do anel são colocados em toda a periferia do anel, exceto na zona do feixe de His. No final do procedimento, é efectuado um teste de água através da injeção de soro fisiológico no ventrículo direito para verificar se existem fugas.

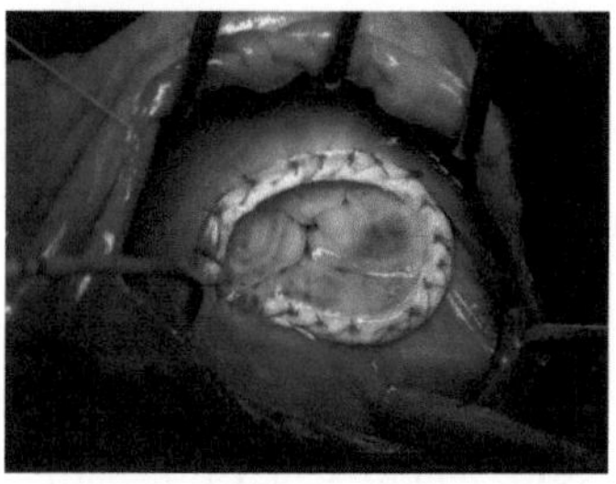

Figura 10: Anuloplastia com anel protético [31].

- **Anuloplastia de De Vega:** Trata-se de uma redução do diâmetro do anel tricúspide através de uma sutura por cima e por baixo. É colocada uma tala de feltro em cada extremidade da sutura para tentar evitar a rotura progressiva do anel.

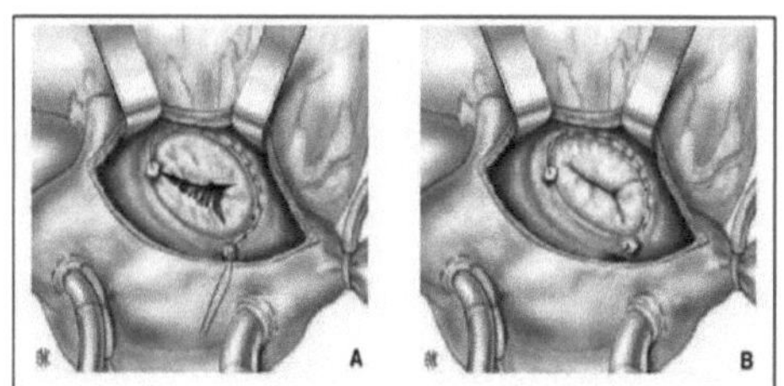

Figura 11: Técnica de De Vega [32].

R: Um overjet apoiado em feltro é passado através do anel, exceto na área septal. B: Quando o overloque é apertado, o diâmetro do anel depende do grau de aperto.

Na literatura, a tricuspidoplastia é preferida. Entretanto, o tipo de substituição da valva tricúspide ainda não está codificado. Vários autores acreditam que os anéis tricúspides protéticos têm uma vantagem definitiva em fornecer estabilidade ótima para o reparo [4]. A anuloplastia de De Vega ainda é preferida por algumas equipas [1, 4, 33, 34].

Tem como vantagens a ausência de material estranho, portanto de custo econômico muito baixo, e um tempo de pinçamento aórtico menor que a anuloplastia protética [35,36]. Entretanto, requer pelo menos uma redução do diâmetro do anel tricuspídeo, que deve ser inferior a 30 mm para se obter perfeita continência [37]. Além disso, o risco de rotura progressiva do anel e desaparecimento da sutura permanece elevado, apesar da sutura ser reforçada com feltro [38].

- **Substituição da válvula tricúspide :** A excisão da valva tricúspide deve respeitar a área da comissura ântero-septal e a parte anterior da valva septal. Desta forma, evita-se o traumatismo do feixe de His e preserva-se o tecido para a sutura do substituto valvular, qualquer que seja o seu tipo.

Algumas equipes optaram por realizar a troca valvar tricúspide nos casos de doença tricúspide, nos casos de insuficiência tricúspide sem HAP e nos casos de reoperação da valva tricúspide [20]. A experiência de substituição valvar na posição tricúspide permanece limitada e a escolha entre bioprótese e prótese mecânica permanece controversa [9]. Alguns autores têm encontrado excelentes resultados com as biopróteses em relação às suas características antitrombogênicas e de maior durabilidade [39,40]. No entanto, com as novas gerações de próteses mecânicas de duplo folheto, várias equipes têm demonstrado resultados satisfatórios na posição tricúspide [41,42]. Neste contexto, Akay et al [9] levantaram a hipótese de que, quando se planeja a dupla troca valvar mitro-aórtica com próteses mecânicas, uma terceira prótese mecânica em posição tricúspide seria a melhor escolha. Por um lado, estes pacientes necessitam de anticoagulação independentemente do tipo de prótese em posição tricúspide. Por outro lado, em pacientes já operados, qualquer potencial re-intervenção, em função da degeneração da bioprótese, deve ser evitada pelo aumento do risco operatório. Em resumo, a plastia tricúspide foi a técnica de escolha na maioria das séries [9,10,20,43]**[44]:**

6- Indicações cirúrgicas :

*6.1.*Recomendações da Sociedade Europeia de Cardiologia 2012

De acordo com as Directrizes da Sociedade Europeia de Cardiologia publicadas em De acordo com o European Heart Journal 2012, [44] as indicações para a cirurgia da válvula tripla são :

- Quando predomina o estreitamento ou a insuficiência, a indicação segue as recomendações para a lesão valvar predominante.
- Se a gravidade da insuficiência ou do estreitamento da válvula for a mesma, a indicação para intervenção deve basear-se nos sintomas e nas consequências objectivas.
- Para além da evolução separada de cada lesão valvular, é necessário ter em conta a interação entre as diferentes lesões. Este facto evidencia a necessidade de combinar as várias medições, incluindo a avaliação da válvula através de métodos menos dependentes das condições de carga, como a planimetria.
- As indicações para intervenção baseiam-se numa avaliação global das consequências das várias lesões valvulares, nomeadamente dos sintomas clínicos e do impacto na função do VE.
- A decisão de operar várias válvulas deve ter em conta o risco cirúrgico adicional de procedimentos combinados.

6.2. Recomendações da American Heart Association /American College of Cardiology 2014 [45]:

De acordo com as recomendações do American College of Cardiology/American Heart Association publicadas no Journal of the American College of Cardiology [45], as indicações para a cirurgia valvular tripla são:

❖ No contexto da doença polivalvular e nos casos de lesão valvular mista (insuficiência e estreitamento), a indicação cirúrgica deve seguir as recomendações para a lesão valvular predominante. Esta consideração deve ser feita tendo em atenção :

- Sintomas clínicos
- A gravidade das lesões
- Remodelação ventricular
- Risco cirúrgico
- Resultado da intervenção planeada

❖ O momento da operação deve ter em conta a coexistência de doença mista (insuficiência + estreitamento) e de doença polivalvular, que pode ter consequências patológicas adicionais.

❖ Para os doentes com polivalvulopatia moderada (não grave), o momento da operação é diferente. A operação pode ser indicada quando existe :

- Sinais clínicos
- Consequências fisiopatológicas (redução do débito cardíaco, aumento das pressões auriculares e ventriculares).

6.3. Indicações para cirurgia tricúspide [42] :

A cirurgia tricúspide deve ser realizada precocemente para evitar disfunção irreversível do ventrículo direito. Sempre que tecnicamente possível, a plastia tricúspide é preferível à substituição valvular. De acordo com as recomendações da ESC [44], as indicações para a cirurgia são:

❖ Estreitamento tricúspide sintomático grave.

❖ Estreitamento grave da tricúspide, se estiver prevista uma cirurgia ao coração esquerdo.

❖ Insuficiência tricúspide primária ou secundária moderada, se estiver prevista uma cirurgia ao coração esquerdo.

❖ Insuficiência tricúspide primária isolada grave sem disfunção do ventrículo direito.

❖ Insuficiência tricúspide secundária ligeira ou moderada com dilatação do anel $\geq$ 40 mm, se a cirurgia ao coração esquerdo estiver a ser considerada.

❖ Insuficiência tricúspide primária grave isolada, assintomática ou ligeiramente sintomática, com função ventricular direita comprometida.

❖ Insuficiência tricúspide grave persistente ou recorrente após cirurgia do coração esquerdo em doentes sintomáticos ou com disfunção ventricular direita.

Table 16 Indications for tricuspid valve surgery

	Class[a]	Level[b]
Surgery is indicated in symptomatic patients with severe TS.[c]	I	C
Surgery is indicated in patients with severe TS undergoing left-sided valve intervention.[d]	I	C
Surgery is indicated in patients with severe primary or secondary TR undergoing left-sided valve surgery.	I	C
Surgery is indicated in symptomatic patients with severe isolated primary TR without severe right ventricular dysfunction.	I	C
Surgery should be considered in patients with moderate primary TR undergoing left-sided valve surgery.	IIa	C
Surgery should be considered in patients with mild or moderate secondary TR with dilated annulus (≥40 mm or >21 mm/m²) undergoing left-sided valve surgery.	IIa	C
Surgery should be considered in asymptomatic or mildly symptomatic patients with severe isolated primary TR and progressive right ventricular dilatation or deterioration of right ventricular function.	IIa	C
After left-sided valve surgery, surgery should be considered in patients with severe TR who are symptomatic or have progressive right ventricular dilatation/dysfunction, *in the absence* of left-sided valve dysfunction, severe right or left ventricular dysfunction, and severe pulmonary vascular disease.	IIa	C

PMC = percutaneous mitral commissurotomy; TR = tricuspid regurgitation; TS = tricuspid stenosis

[a]Class of recommendation.

[b]Level of evidence.

[c]Percutaneous balloon valvuloplasty can be attempted as a first approach if TS is isolated.

[d]Percutaneous balloon valvuloplasty can be attempted if PMC can be performed on the mitral valve.

Figura 12: Indicações para cirurgia tricúspide (recomendações ESC 2012) [44].

IX-RESULTADOS

1- Resultados iniciais :

Em geral, a literatura descreve uma alta taxa de mortalidade, entre 20% e 25%, para a cirurgia trivalvar [46,47]. Entretanto, algumas séries têm relatado melhores resultados, com mortalidade intra-hospitalar variando de 8% a 17% [4,10]. Com o objetivo de reduzir a incidência de baixo débito cardíaco no pós-operatório, foi estabelecido um novo protocolo de preparo do paciente, utilizando LEVOSIMENDAN nos casos de FEVE < 40%. Este medicamento é administrado por via intravenosa 24 horas antes da operação e mantido por 24 a 48 horas após. Além disso, a equipa de anestesia-ressuscitação deve manter um protocolo para a extubação precoce dos doentes, uma monitorização pós-operatória adequada e o primeiro levantamento precoce entre o D3 e o D4 pós-operatório. Isto encurtará o tempo de permanência nos cuidados intensivos, nomeadamente através da redução da taxa de complicações respiratórias e infecciosas.

Tabela V: Mortalidade operatória por série.

série	Número de pacientes	Ano	Mortalidade hospitalar
Bourezak [48]	90	1984	37%
Donald [49]	90	1989	28,6%
Bortolotti [50]	453	1991	19%
Brown [51]	63	1993	31%
João [52]	456	2000	9,2%
Alsoufi [3]	174	2002	12,6%
Portador [4]	73	2002	17%
Akay [9]	157	2006	2,5%
Han [10]	871	2007	8%
Yilmaz [20]	34	2007	11,8%
Pagni [53]	131	2013	10,6%

Alguns factores de risco para a mortalidade intra-hospitalar foram identificados, como a indicação para cirurgia urgente na série de Stephenson et al [54]. Alguns autores, como Alsoufi [3] e Fadel [55], não conseguiram identificar fatores de risco independentes.

Tabela VI: Factores de risco independentes de acordo com as diferentes séries da literatura.

Factores de risco	Han [10]	Portador [4]	Akay [9]	Alsoufi [3]	Pagni [53]
NYHA IV	+	-	+	-	+
FE DO VE <50	+	-	+	-	-
DTD>50mm	-	-	+	-	-
Idade > 50 anos	-	+	-	-	-
IRC	-	-	-	-	+
EuroSCORE >5	-	-	-	-	-
HAP grave	-	-	-	-	-

As complicações pós-operatórias precoces foram comparáveis na maioria das séries. A pneumopatia infecciosa foi marcada na série de Alsoufi [3] (15%) e na série de Akay [9] (3,1%). Isto pode ser devido a um protocolo de extubação precoce e antibioticoterapia preventiva sistemática.

Tabela VII: Factores de risco independentes de acordo com diferentes séries da literatura.

Complicações	Alsoufi [3]	Akay [9]
Retoma por hemorragia	6%	4,4%
Doença pulmonar infecciosa	15%	3,1%
Sépsis	6%	3,4%
Insuficiência renal	4%	7%
Tamponamento	4%	1,2%
Baixo débito cardíaco	6%	7%
Infeção da parede	2%	2,5%

2- Controlo a longo prazo :

- **Seguimento clínico:** A dispneia é o principal sintoma da doença.

Na série de Carrier [4], 88% dos pacientes estavam em estágio I ou II da NYHA. No entanto, estes resultados não foram encontrados na série de Alsoufi [3] (29% dos pacientes mantinham dispnéia em estágio II, 25% em estágio III e 2% em estágio IV da NYHA).

- **Monitorização por ultra-sons:** O ETT é o exame para-clínico de referência durante a monitorização pós-operatória da cirurgia da válvula tripla. Por um lado, este exame permite detetar as complicações pós-operatórias que possam surgir e, por outro, permite monitorizar a evolução da doença. No entanto, a técnica de De Vega é frequentemente preferida por algumas equipas [3, 9, 10,

43] devido à rapidez com que pode ser realizada. Isto economiza tempo, particularmente durante o pinçamento da aorta. Outras equipas [44] preferem a anuloplastia protésica devido à sua maior durabilidade.

- **Sobrevivência a longo prazo: A** literatura mais recente encontrou taxas de sobrevivência actuariais.

A melhoria da gestão peri-operatória, incluindo uma vasta experiência em cirurgia valvular, a melhoria da proteção do miocárdio e dos cuidados pós-operatórios, contribuíram para os excelentes resultados de sobrevivência a longo prazo neste tipo de cirurgia.

O estádio IV da classificação da NYHA foi identificado por vários autores [9, 45, 46] como um fator que influencia significativamente a sobrevivência a longo prazo, tal como a HAP grave referida por Pagni et al [53] e a insuficiência renal crónica referida por Stephenson et al [54].

Quadro VIII: Sobrevivência aos 5 e 10 anos de acordo com séries recentes.

Série	Número de pacientes	Anos	Sobrevivência até 5 anos	Sobrevivência até 10 anos
Portador [4]	73	2002	75%	41%
Yilmaz [20]	34	2004	85%	72%
Alsoufi [3]	174	2006	75%	61%
Akay [9]	157	2006	83%	73%
Han [10]	871	2007	75%	63%
Pagni [53]	131	2013	75%	45%

X- CONCLUSÃO

A tripla valvulopatia mitro-aórtica e tricúspide continua a ocupar um lugar importante na patologia cardíaca do nosso país. Tal facto deve-se à persistência da RAA, que constitui um importante problema de saúde pública. O tratamento cirúrgico é o gold standard. No entanto, as indicações, as técnicas cirúrgicas e os resultados a longo prazo continuam a ser controversos. Uma revisão da literatura demonstrou que a taxa de mortalidade da cirurgia trivalvular se situa entre os 9% e os 17% (patologia de mau prognóstico), tendo sido identificados factores de mortalidade precoce na maioria dos artigos publicados [9, 10]. No entanto, o DTD do VE > 50 mm e a idade > 50 anos foram mantidos como factores de mortalidade precoce por Akay [9] e Carrier [4], respetivamente. A sobrevida atuarial publicada por Akay [9] e Yilmaz [20] foi de 82% e 74% aos 5 e 10 anos, respetivamente. No entanto, estas taxas de sobrevivência encontradas por Carrier [4], Alsoufi [3], Han [10] e Pagni [53] foram inferiores. Os factores que influenciam a sobrevivência a longo prazo são a cirurgia de redução e a disfunção do VE (FEVE < 50%). A técnica de De Vega é frequentemente preferida por algumas equipas [3, 9, 10, 43] devido à rapidez com que pode ser realizada. Isto permite uma economia de tempo, principalmente durante o pinçamento da aorta. Outras equipas [44] preferem a anuloplastia protésica devido à sua maior durabilidade. Finalmente, a etiologia reumática da tripla valvulopatia ainda é predominante nos países em desenvolvimento, o que representa um grande problema de saúde pública. Este facto levou a uma reavaliação do programa nacional de combate à RAA, de forma a reduzir a incidência desta grave doença. Além disso, uma melhor compreensão dos factores de risco de morbilidade e mortalidade e uma seleção adequada dos doentes ajudarão a reduzir a taxa de mortalidade.

BIBLIOGRAFIA

1. Tankut HA, Bahadir G, Süleyman O, et al. Procedimentos com válvula tripla: impacto do risco a médio prazo numa população reumática. Ann Thorac Surg, 2006; 82: 1729-34.

2. Ministério da Saúde Pública. Programa Nacional de Prevenção e Luta contra o Rimatite Cardíaca. Situação epidemiológica, 2008; p.2.

3. Alsoufi B, Rao V, Borger MA, et al. Resultados a curto e longo prazo da cirurgia da válvula tripla na era moderna. Ann Thorac Surg, 2006; 81: 2172-8.

4. Carrier M, Pellerin M, Bouchard D, et al. Resultados a longo prazo com cirurgia de válvula tripla. Ann Thorac Surg, 2002; 73: 44-7.

5. Filsoufi F, Fuzellier J.F, Fabiani J.N. Chirurgie des lésions acquises de la valve mitrale (I). EMC Techniques chirurgicales-Thorax, 1998; 42-531: 34p.

6. Leguerrier A, Langanay T, Vola M. Cirurgia das lesões adquiridas da válvula aórtica. EMC Techniques chirurgicales-Thorax, 2007; 42-570: 35p.

7. Chauvaud S. Cirurgia das lesões adquiridas da válvula tricúspide. EMC Techniques chirurgicales-Thorax, 2002; 42-540: 8p.

8. Mullany CJ, Gersh BJ et al. Reparação da insuficiência da válvula tricúspide em pacientes submetidos a substituição dupla da válvula (aórtica e mitral). J Thorac Cardiovasc Surg, 1987; 94: 740-8.

9. Akay TH, Gultekin B, Ozkan S et al. Procedimentos em três bezerros: Impacto dos factores de risco a médio prazo numa população reumática. Ann Thorac Surg, 2006; 82: 1729.

10. Han QQ. Xu ZY, Zou LJ et al. Cirurgia primária de válvula tripla para doença cardíaca reumática avançada na China continental: uma experiência de centro único com 871 casos clínicos. Eur J cardiothorac Surg, 2007; 31: 845-50.

11. Eukouhen D. Doença cardíaca valvular avançada: Prise en charge chirurgicale (à propos de 59 cas) service de chirurgie cardio-vasculaire du centre hospitalier universitaire Ibn Rochd, 2007; 48.

12. Michel P.L, Elias. Retrecissement. In Acar J, Acar C. Doença cardíaca valvular adquirida. Medecine-Sciences, Flammarion, 2000; 242-8.

13. Michel P.L, Abou Jaoud S. Insuficiência triscupida. In Acar J, Acar C, Cardiopathies valvulaires acquises. Medecine-Sciences, Flammarion, 2000; 249-61.

14. Porte J.-M Porte, Checrallah e Acar J. Estreitamento mitral. Em Acar J, Acar, Cardiopathies valvulaires acquises. Medecine-Sciences, Flammarion, 2000; 147-69.

15. Luxereau P, Michel P.L. Insuficiência aórtica. In Acar J, Acar C, Cardiopathies valvulaires acquises. Medecine-Sciences, Flammarion, 2000; 222-41.

16. Gash AK, Carabello BA, Kent RL, Frazier JA, Spann JF. Desempenho do ventrículo esquerdo em pacientes com estenose mitral coexistente e insuficiência aórtica. J Am Coll Cardiol 1984; 3: 703-11.

17. Bonow et al. 2008 atualização focada incorporada nas Directrizes ACC/AHA 2006 para a gestão de pacientes com doença cardíaca valvular. Circulation 2008; 118: 523-661.

18. Kirklin JW, Barrat-Boyes BG. Cardiac Surgery, 2nd Ed. Nova Iorque, Churchill-Livingstone, 1993.

19. Hanania G, Maroni J-P, Terdjman M. Polyvalvulopathies. Em Acar J, Acar C, Cardiopathies valvulaires acquises. Médecine-Sciences, Flammarion, 2000; 263-73.

20. Di Matteo J, Vacheron A, Lefeuvre C. Cardiologie, 3ª edição, 1999, Expansion scientifique Publications.

21. De Paepe A, Devereux RB, Dietz HC et al. Critérios de diagnóstico revistos para a síndrome de Marfan. Am J Hum Genet, 1996; 62: 417-26.

22. Acar J, Luxereau P. Indicações cirúrgicas e valvulopatias acidentais. Arch Mal coeur, 1981; 74: 249-53.

23. Goutandji Ange G.H. Romuald M. Surgical management of triple valve disease. 2013; 123.

24. Garg SK, Gosh PK, Misra B. Triple valve surgery in rheumatic heart disease cardiologie tropicale, 1998; 24(94): 39-45.

25. Aubert S., Rubin S., Ouattara A., Bors V., Bonnet N., Leprince P., Gandjbakhch I., Pavie

A. Cirurgia cardíaca iterativa: da esternotomia à canulação. EMC (Elsevier Masson SAS, Paris), Techniques chirurgicales - Thorax, 2008; 42-516.

26. Campos J-M, Paniagua P. Hipotermia durante a cirurgia cardíaca. Best practice & research clinical anaesthesiology, 2008; 22(4): 695-709.

27. Vazquez-Jimenez JF, Qing M, Hermanns M, et al. A hipotermia moderada durante o bypass cardiopulmonar reduz o dano celular do miocárdio e a morte celular do miocárdio relacionada com a cirurgia cardíaca. J Am Coll Card 2001; 38(4): 1216-23.

28. Obadia J.-F, Chassignol J.-F. Substituição da válvula mitral. Em Acar J, Acar C. Doença cardíaca valvular adquirida. Medecine-Sciences, Flammarion, 2000; 406-15.

29. Fuzellier JF, Filsoufi F, Berrebi A e Fabiani JN. Cirurgia das lesões adquiridas da válvula mitral (II). Encycl Med Chir (Elsevier, Paris), Techniques chirurgicales-Thorax, 1999; 42-531: 14p.

30. Acar C, Tapia M. Cirurgia plástica mitral. Em Acar J, Acar C. Doença cardíaca valvular adquirida. Medecine-Sciences, Flammarion, 2000; 393-405.

31. Michal Šmíd et al. Regurgitação Tricúspide Funcional Ligeira a Moderada: Comparação Retrospetiva do Tratamento Cirúrgico e Conservador. Pesquisa em Cardiologia Pesquisa e Prática 2010; 5p.

32. Chauvaud S. Cirurgia das lesões adquiridas da válvula tricúspide. EMC (Elsevier Masson SAS, Paris), Techniques chirurgicales - Thorax, 2009; 42-540.

33. Grondin P, Meere C, Limet R, Lopez-Bescoc L, Delcan JL, Rivera R. O anel de Carpentier e a anuloplastia de De Vega. O fim do desafio tricúspide. J Thorac Cardiovasc Surg, 1975; 70: 852-9.

34. Limayem F, Carrier M, Vanderperren O, Petitclerc R, Pelletier LC. Estudo comparativo, clínico e ecocardiográfico das anuloplastias de Bex e De Vega. Arch Mal Coeur 1991; 84: 937-41.

35. Abe T, Tukamoto M, Yanagiya M et al. Anuloplastia de De Vega para doença tricúspide adquirida: Resultados precoces e tardios em 110 pacientes. Ann thorac Surg, 1996; 62: 876-7.

36. Holper K, Haehnel JC, Augustin N et al. Cirurgia para insuficiência tricúspide: acompanhamento a longo prazo após anuloplastia de De Vega. Thorac Cardiovasc Surg, 1993; 41: 1-8.

37. Shahani R, Magotra RA. Late Follow-up of tricuspid valve replacement for unguarded tricuspid annulus. J Thorac Cardiovasc Surg, 1996; 112: 555-6.

38. Chauvaud S. Cirurgia da válvula tricúspide. Em Acar J, Acar C. Doença cardíaca valvular adquirida. Medecine-Sciences, Flammarion, 2000; 433-7.

39. Guerra F, Bortolotti U, Thiene G, et al. Desempenho a longo prazo da bioprótese porcina Hancock na posição tricúspide. Revisão de quarenta e cinco pacientes com seguimento de quatorze anos. J Thorac Cardiovasc Surg, 1990; 99: 838-45.

40. Coll MJ, Jegaden O, Janoby P, Rumolo A, Bonnefoy JY, Mikaeloff P. Resultados da substituição valvular tripla: mortalidade perioperatória e resultados a longo prazo. J Cardiovasc Surg 1987; 28: 369- 73.

41. Nakano K, Koyanagi H, Hashimoto A, Ohtsuka G, Nojiri C. Substituição da válvula tricúspide com a prótese valvular bileaflet St. Jude Medical. J Thorac Cardiovasc Surg, 1994; 108: 888-92.

42. Horstkotte D, Schulte HD, Bircks W, Strauer BE. A terapia de anticoagulação de menor intensidade resulta em menores taxas de complicações com a prótese St. Jude Medical. J Thorac Cardiovasc Surg, 1994; 107: 1136-45.

43. Shinn HO S, Young Na et al Resultados a curto e a longo prazo da cirurgia da válvula tripla: A Single Center Experience J Korean Med Sci, 2009; 24: 818-23.

44. Alec Vahanian et al. Directrizes sobre a gestão da doença cardíaca valvular (versão de 2012). European Heart Journal, 2012; 33: 2451-96.

45. 2014/ACC Guideline for the Management of Patients With Valvular Heart Disease Journal of the American College of Cardiology 2014 by the American Heart Association, Inc. and the American College of Cardiology Foundation Published by Elsevier Inc.

46. Gersh BJ, Schaff HV, Vatterott PJ, et al. Resultados da substituição tripla da válvula em 91 pacientes: mortalidade perioperatória e acompanhamento a longo prazo. Circulation, 1985; 72: 130-7.

47. Macmanus Q, Grunkemeier G, Starr A. Resultados tardios da substituição da válvula tripla: uma revisão de 14 anos. Ann Thorac Surg, 1978; 25: 402-6.

48. Bourezak SE, Chauvaud S, Romano M, Carpentier A. Substituição da válvula tripla. Avaliação de 90 pacientes operados. Arch Mal Cœur, 1984; 7: 724-9.

49. Donald GM, Kattus A, Davis CD, Drinkwater W. Long-term survival after triple valve replacement. Ann Thorac Surg, 1989; 48: 289-91.

50. Bortolotti U, Milano A, Testolin L. Influência do tipo de prótese nos resultados tardios após a substituição combinada da válvula mitro-aórtica. Ann Thorac Surg, 1991; 52: 84-91.

51. Brown PS, Roberts CS, Macintosh J, et al. Resultados tardios após a substituição da válvula tripla com várias válvulas de substituição. Ann Thorac Surg, 1993; 55: 5028.

52. John S, Ravikumar E, Colin JN, et al. 25-year experience with 456 combined mitral and aortic valve replacement for rheumatic heart disease. Ann Thorac Surg, 2000; 69: 1167-72.

53. Pagni S, Ganzel BL, Singh R, et al. Resultados clínicos após operações de válvula tripla na era moderna: os pacientes idosos estão em maior risco cirúrgico? Ann Thorac Surg 2013; Artigo no prelo.

54. Stephenson LW, Kouchoukos NT, Kirklin JW. Triple-valve replacement: an analysis of eight years' experience (Substituição de válvula tripla: uma análise de oito anos de experiência). Ann Thorac Surg, 1977; 23: 327-32.

55. Fadel BM, Alsoufi B, Manlhiot C, et al. Determinantes dos resultados a curto e longo prazo após cirurgia valvular tripla. J Heart Valve Dis, 2010; 19: 513-22.

ÍNDICE DE CONTEÚDOS

I-INTRODUÇÃO 2

II-RECORDAÇÃO ANATÓMICA 3

III-EPIDEMIOLOGIA 7

IV-PATOFISIOLOGIA [12, 13] 9

V-ETIOLOGIAS 13

ESTUDO VI-CLÍNICO 17

VII- TESTES ADICIONAIS 19

VIII-TRETAMENTO 22

IX-RESULTADOS 33

X-CONCLUSÃO 37

BIBLIOGRAFIA 38

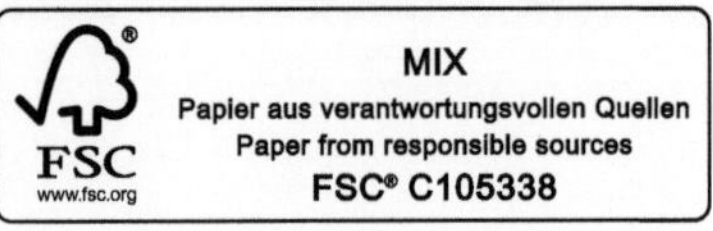

Printed by Books on Demand GmbH, Norderstedt / Germany